AF465924

La Furonculose

du Conduit auditif externe

simulant

la Mastoïdite

Par le Dr Paul MÉTOZ

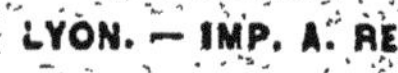

LYON. — IMP. A. REY

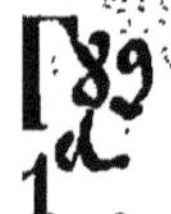

La Furonculose

du Conduit auditif externe

simulant

la Mastoïdite

Par le Dr Paul MÉTOZ

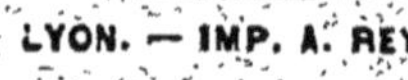

LYON. — IMP. A. REY

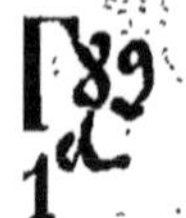

LA FURONCULOSE

DU

CONDUIT AUDITIF EXTERNE

SIMULANT

LA MASTOÏDITE

LA FURONCULOSE

DU

CONDUIT AUDITIF EXTERNE

SIMULANT

LA MASTOÏDITE

PAR

Le Dr Paul MÉTOZ

LYON
A. REY, IMPRIMEUR-ÉDITEUR DE L'UNIVERSITÉ
4, RUE GENTIL, 4
1901

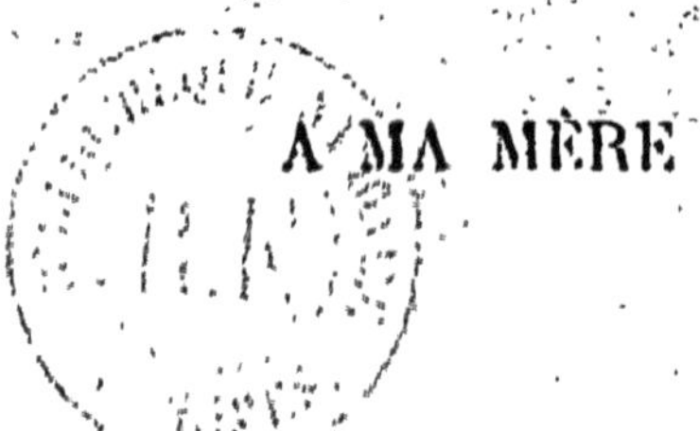

A MA MÈRE

A MON PÈRE

Mon premier Maître, le Dr MÉTOZ

Conseiller général du Doubs.

Je dédie ces quelques pages comme témoignage de ma reconnaissance et de ma profonde affection.

A MON FRÈRE

Le Dr Jules MÉTOZ

A MES TANTES ET A MES ONCLES

MEIS ET AMICIS

A mon Président de Thèse

A M. LE PROFESSEUR PONCET

Professeur de Clinique chirurgicale,
Chevalier de la Légion d'honneur,
Membre correspondant de l'Académie de Médecine

A M. LE PROFESSEUR-AGRÉGÉ LANNOIS

Médecin des Hôpitaux.

M. le professeur agrégé Lannois nous a donné le sujet de ce travail. Il nous a constamment aidé de ses conseils ; nous avons toujours trouvé soit chez lui, soit dans son service, l'accueil le plus bienveillant ; nous le prions de croire à notre profonde reconnaissance.

M. le professeur Poncet nous fait l'honneur d'accepter la présidence de notre thèse : qu'il veuille bien accepter tous nos remerciements.

LA FURONCULOSE

DU

CONDUIT AUDITIF EXTERNE

SIMULANT

LA MASTOÏDITE

INTRODUCTION

Durant une année passée dans le service de M. le professeur agrégé Lannois, nous avons eu l'occasion d'observer des cas de furonculose du conduit auditif. Ces lésions, généralement très bénignes, se comportent parfois comme les mastoïdites, donnant naissance à des signes locaux et à un état général analogues. Il y a un véritable intérêt à bien connaître les complications de furonculose du conduit, non seulement parce qu'elles présentent le plus souvent d'assez grandes difficultés de diagnostic, mais aussi parce qu'elles peuvent être l'occasion de pronostics erronés et d'interventions chirurgicales qui ne sont pas sans inconvénients.

Dans cette étude, après avoir envisagé la furonculose du conduit auditif en général, nous verrons successivement :

1° Comment un furoncle du conduit peut simuler la mastoïdite.

2° Quelles sont les lésions de la région mastoïdienne consécutives aux furoncles du conduit.

3° Les signes qui permettent de différencier la mastoïdite des lésions mastoïdiennes d'origine furonculeuse.

4° Le traitement qui convient en pareille circonstance.

CHAPITRE PREMIER

DE LA FURONCULOSE DU CONDUIT AUDITIF EN GÉNÉRAL

Formé de deux parties bien distinctes, l'une interne osseuse, l'autre externe cartilagineuse, le conduit auditif est tapissé dans toute son étendue par une couche cutanée, à l'inverse des autres conduits que recouvre une muqueuse. Cette peau épaisse, dure, résistante dans toute la portion cartilagineuse s'amincit à partir de la portion osseuse de plus en plus, à mesure qu'on approche de la membrane du tympan, se confond dans ce trajet avec le périoste de la manière la plus intime, et se réfléchit au fond du conduit sur la face interne de la membrane du tympan dont elle constitue l'une des couches. A cette peau sont annexés des poils, des glandes sébacées et cérumineuses. L'inflammation de ces follicules pileux donne naissance aux furoncles.

Cette furonculose du conduit auditif survient fréquemment, sans cause connue, chez des personnes bien portantes. Elle est parfois une manifestation partielle d'une furonculose générale des téguments. On a invoqué comme cause étiologique le froid, les changements brusques de température, les écarts de régime, certaines diathèses comme le diabète, par exemple, mais on ne saurait leur attribuer une grande importance.

L'affection furonculeuse est avant tout une affection

microbienne : l'agent pathogène en est le staphylocoque. Or tout ce qui favorisera la pénétration de ce microbe à l'intérieur du conduit auditif jouera le rôle le plus important dans l'apparition du furoncle.

Lœvenberg incriminait les trois variétés de staphylocoque, *aureus*, *albus* et *citreus*, mais à des degrés différents. La plus fréquemment rencontrée, d'après lui, est la variété *albus*, puis viennent avec une fréquence à peu près égale l'*aureus* et le *citreus*.

Kirchner n'a jamais trouvé que le staphylocoque *albus*. Pour Maggiora et Gradenigo, le plus grand nombre de cas serait dû à l'*aureus*, puis viendrait par ordre décroissant de fréquence l'*albus* et le *citreus*. Dans un cas ils trouvèrent associées à l'*albus* des colonies nombreuses de bacilles pyocianiques.

Par quelle voie se réalise l'infection? Quelques auteurs admettent la possibilité de l'infection par le sang; on a également des raisons de croire à l'apport du microbe, dans certains cas, par le système lymphatique, mais il n'est pas douteux que la bactérie ne provienne en général de la surface cutanée. De fait, le staphylocoque est un hôte habituel du conduit auditif. On le rencontre à la surface des poils et de la couche épidermique de ce conduit.

Comment se fait cette pénétration microbienne ? Unna croit qu'une pustule d'impétigo est presque toujours l'origine du furoncle. Hermet prétend que le furoncle survient à la suite de l'eczéma du conduit. « L'otite furonculeuse, dit-il, est, à mon avis, une des complications les plus fréquentes de l'eczéma du conduit, et, je ne suis pas loin de penser que tout furoncle du conduit a eu pour point de départ une poussée eczémateuse qui est passée inaperçue. En ce qui me concerne, il ne m'est jamais arrivé de trouver un furoncle du conduit sans avoir trouvé l'eczéma dans les antécédents du malade. »

Sans doute la coïncidence existe, mais elle ne saurait être constante. La théorie la plus conforme aux faits cliniques suppose l'introduction de la bactérie pathogène par le col d'un follicule pileux. Cette introduction est facilitée par l'action adjuvante d'une friction exercée à la surface de la peau. C'est pourquoi l'on peut rencontrer des furoncles chez des personnes atteintes d'impétigo ou d'eczéma du conduit auditif, car ces affections provoquent des démangeaisons qui obligent le malade à se gratter. Cette action mécanique aide le staphylocoque à entrer dans les pores folliculaires, mais est incapable de le pousser plus avant.

Il faut admettre l'intervention d'éléments plus efficaces. Cette pénétration s'explique par la défaillance des actions normales de défense que l'appareil pilo-sébacé, comme tout organe vivant, oppose à l'entrée d'un ennemi pathogène. Cet appareil, constitué par le poil et ses enveloppes, les glandes annexes et le canal terminal commun à la glande et au poil, doit disposer de plusieurs moyens protecteurs.

Tout d'abord, il tâchera d'éliminer le staphylocoque en le refoulant au moyen de sa sécrétion sébacée. La rétention du sébum est nuisible, elle peut être l'origine d'un furoncle.

La constitution chimique du cérumen normal est également peu compatible avec la vitalité de ce microbe pathogène, comme l'ont indiqué récemment Buys et Delsaux.

Un autre élément de résistance est constitué par les cellules vivantes représentées par l'épithélium folliculaire et glandulaire qui enveloppent l'appareil pileux.

Pour qu'il y ait formation du furoncle, il faut que le staphylocoque introduit dans le canal folliculaire ait percé cette enveloppe épithéliale, se répande autour et force la résistance des tissus environnants.

Cette résistance vitale des tissus est considérablement diminuée au cours des cachexies, des maladies infectieuses, des fièvres éruptives, telles que fièvre typhoïde, scarlatine, rougeole, etc. — Or, ce sont là autant de conditions qui favoriseront le développement de ces furoncles.

Le début de cette inflammation folliculaire s'annonce par une sensation de prurit, bientôt suivie de chaleur, de tension et de vives douleurs. Celles-ci restent très rarement localisées au conduit auditif; elles rayonnent dans diverses directions, vers la tête, le cou. Elles sont presque constamment exaspérées par les mouvements de la mâchoire inférieure pendant la mastication, l'exercice de la parole. Ces phénomènes douloureux empêchent le sommeil du malade jusqu'à ce que l'inflammation ait atteint son plus haut degré.

Les accès de fièvre et la perte de l'appétit ne sont pas rares dans les premiers jours. Une sensation de plénitude, des bruits subjectifs et des altérations de l'ouïe ne surviennent en général que si les furoncles ferment la lumière du conduit auditif. Quand celui-ci n'est pas obstrué et si ces phénomènes subjectifs existent, ils sont dus à la propagation de l'inflammation jusqu'au voisinage de la membrane du tympan, dont les vaisseaux sont gorgés de sang. On pourrait même les considérer comme le résultat d'une action réflexe et les attribuer à l'irritation vive des branches nerveuses qui se répandent dans la peau du conduit.

Si on examine le conduit auditif de la personne en proie à ces violents phénomènes subjectifs, on ne remarque rien à l'extérieur. Le pavillon de l'oreille, l'entrée du conduit ont gardé leur forme et leur coloration normales. Par contre, vient-on à saisir le pavillon et à le tirer légèrement en haut et en arrière, le malade pousse aussitôt un cri. Il témoigne une vive douleur due à la traction du conduit auditif qui vient de distendre les parties enflammées.

L'examen intérieur du conduit auditif fait apercevoir, et cela surtout dans la portion cartilagineuse, la pointe acuminée d'un furoncle. Celui-ci peut occuper indifféremmment l'une ou l'autre des parois du conduit.

Les signes objectifs que détermine le furoncle varient suivant que l'inflammation occupe le voisinage du périchondre ou les couches superficielles de la peau. Dans le premier cas, la tumeur produite par l'exsudation apparaît plate, sans limitation précise et seulement un peu rouge. Dans le second cas, au contraire, on trouve généralement une tumeur très rouge, livide, nettement limitée à base relativement large, à sommet acuminé.

Un furoncle peut remplir plus ou moins la cavité du conduit auditif. Mais plusieurs furoncles existent-ils simultanément, ils peuvent alors fermer entièrement la lumière du conduit

L'exsudat sécrété dans le pourtour du follicule

pileux se transforme généralement en pus au bout de trois à quatre jours de durée de l'inflammation. Dès lors les signes d'affection aiguë que l'on constatait chez le malade disparaissent. Celui-ci ne ressent plus de violentes douleurs ; il éprouve un réel soulagement.

La pointe acuminée du furoncle, si rouge au début de l'inflammation, perd cette coloration pour prendre un aspect jaunâtre. Le pus vient percer au point le plus saillant de la tumeur. Plus le siège de l'exsudation est profond et plus est tardive la rupture de l'abcès dans le conduit auditif. La disparition de l'inflammation sans formation d'accès est rare.

Après l'évacuation du pus, que l'ouverture de l'abcès ait été spontanée ou artificielle, la tumeur s'efface en peu de temps. Il reste néanmoins pendant plusieurs semaines une légère infiltration et enflure de la région atteinte. Dans le conduit auditif, comme pour la surface cutanée en général, les furoncles procèdent le plus souvent par série : la récidive est la règle.

Telle est l'évolution ordinaire du furoncle du conduit auditif, affection bénigne et de peu de durée. Mais en clinique cette forme classique du furoncle fait souvent défaut. On observe des complications de furonculose du conduit auditif difficiles à être diagnostiquées et pouvant faire songer au clinicien qu'il est en présence d'une tout autre affection. Bon nombre de chirurgiens, après un examen attentif du malade, sont intervenus pour une mastoïdite, quand il ne s'agissait que d'un furoncle du conduit. Dans notre prochain chapitre, nous verrons comment cette simple inflammation des follicules pileux peut simuler une mastoïdite.

CHAPITRE II

COMMENT CES FURONCLES PEUVENT-ILS SIMULER LA MASTOIDITE

Les rapports anatomiques que présentent et la portion osseuse et la portion cartilagineuse du conduit auditif nous permettent de comprendre comment des furoncles développés dans ce conduit peuvent simuler une mastoïdite.

La portion osseuse affecte avec l'apophyse mastoïde un rapport d'autant plus immédiat qu'elle est privée de cartilage. La mince lamelle de tissu compact qui la constitue la sépare seule des cellules mastoïdiennes. D'après Kirchner, ces cellules seraient même reliées à la paroi postérieure du conduit auditif par de tout petits canaux osseux renfermant du tissu conjonctif et aussi des vaisseaux. Toynbee, se basant sur ces rapports, pensait que bon nombre d'inflammations des cellules mastoïdiennes avaient pour point de départ le conduit auditif externe. Dans les mastoïdites, ces cellules limitrophes sont souvent envahies par le pus ; elles font dans le conduit une saillie très marquée que l'on a appelée, d'après son siège, *chute* de la paroi postérieure du conduit auditif externe.

Chez l'enfant nouveau-né ce conduit osseux n'existe

pas, et le périoste de la caisse se continue directement avec celui de l'apophyse mastoïde. Si on se rappelle qu'à cet âge il existe entre la peau et le périoste une couche celluleuse lâche, on comprendra avec quelle facilité une inflammation venue du conduit auditif peut gagner les parties superficielles de l'apophyse mastoïde.

Ces rapports très nets de contiguïté que présente la portion osseuse du conduit avec l'apophyse mastoïde, nous donnent l'explication de ce fait, que l'on peut facilement confondre les lésions de l'une avec les lésions de l'autre. Mais un furoncle peut-il avoir son siège dans la couche cutanée qui recouvre la portion osseuse du conduit? Les anatomistes rapportent que le revêtement cutané du conduit auditif, absolument semblable à la peau dans la portion cartilagineuse, devient très délicat et de moins en moins complexe dans la région osseuse au point que son adhérence et sa finesse obligent les éléments glandulaires à faire complètement défaut en cet endroit. S'il en était ainsi, on ne saurait rencontrer de furoncles dans le segment osseux du conduit auditif. Les recherches de Buchanan et de V. Tröltsch, ont montré, par contre, qu'il existe des glandes dans la portion osseuse du conduit. D'après Tröltsch [1], la couche glandulaire s'étend de la paroi postéro-supérieure de la portion cartilagineuse dans le conduit osseux, sous la forme d'un coin triangulaire de plus de 1 millimètre de long, dont la pointe est dirigée vers la membrane du tympan. La furonculose se ren-

[1] V. Trötsch. *Lehrbuch der Ohrenheilkunde* (cinquième édition, 1873).

contre donc dans la partie osseuse du conduit. Mais comment un furoncle siégeant à cet endroit pourra-t-il simuler une mastoïdite ?

La paroi postérieure du conduit auditif dans sa portion osseuse n'est séparée, avons-nous vu, des cellules mastoïdiennes que par une mince lamelle de tissu compact. Qu'un abcès occupe les cellules limitrophes antérieures de la mastoïde, il désorganise cette lamelle osseuse, tuméfie le revêtement cutané du conduit et s'ouvre dans ce conduit en donnant du pus. Une inflammation folliculaire de la portion osseuse du conduit nous donnera les mêmes signes. Et en face d'un malade présentant de tels signes objectifs du conduit et un état général plus ou moins marqué, le clinicien hésitera à se prononcer en faveur :

1° Ou d'un abcès antérieur des cellules mastoïdiennes

2° Ou d'un furoncle de la portion osseuse du conduit auditif.

La ressemblance de ces lésions a égaré les meilleurs otologistes.

Les cas de furonculose sont assez rares dans le segment osseux du conduit ; il n'en est plus de même dans le segment cartilagineux où abondent les glandes pilo-sébacées. Or comment une inflammation si banale des glandes de cette dernière portion du conduit ne reste-t-elle pas localisée, comment peut-elle gagner les régions voisines pour simuler une mastodoïte ?

La plupart de ces furoncles restent, il est vrai, limités à la portion du conduit auditif qui leur a donné naissance. Une barrière les empêche de franchir cette limite, c'est la partie cartilagineuse du conduit. Cette barrière serait parfaite si elle était constituée uniquement par un cartilage épais, résistant. Or, il n'en est rien. Cette portion cartilagineuse ne forme pas un canal continu, mais un demi-anneau échancré en arrière et en haut, et remplacé en ces points par un trousseau fibreux, prolongement et soudure des deux feuillets du périchondre. Cette portion fibreuse est exactement en rapport avec la région mastoïdienne : aussi elle protège mal cette dernière contre les diverses inflammations venues du conduit. Elle permet aux furoncles qui occupent principalement la paroi postérieure ou encore les parois postéro-supérieure et postéro-inférieure du conduit de propager leur inflammation à la région mastoïdienne. Ce fait est hors de doute. Les observations que nous citons dans cette étude rapportent toutes que les furoncles du conduit auditif faisant supposer une mastoïdite siégeaient de préférence au niveau de la paroi postérieure de ce canal.

L'inflammation de ces furoncles, pour gagner la région mastoïdienne, se fait généralement par l'intermédiaire des vaisseaux lymphatiques. Ces vaisseaux, très nombreux à la paroi postérieure du conduit auditif vont se jeter dans les ganglions mastoïdiens, que l'on distingue d'après leur siège en supérieurs et en inférieurs. Les supérieurs sont situés au-dessous d'une lame fibreuse qui les fixe sur l'apophyse mastoïde immédiatement en arrière et au-dessous du conduit auditif externe ; ils sont séparés des seconds plus profonds par l'insertion du muscle sterno-cléido-mastoïdien.

Une lymphangite apparaît peu de temps après que

le furoncle a pris naissance, elle s'étend de la paroi postérieure du conduit à la région mastoïdienne, donne lieu sur tout son trajet à un œdème inflammatoire qui amène la disparition du sillon rétro-auriculaire. La suppuration vient-elle ensuite à apparaître ; cette lymphangite aiguë se change-t-elle en lymphangite suppurée, on assiste alors à la formation d'un abcès.

Cette collection purulente, bien localisée au niveau de la région mastoïdienne, pourrait se former sans lymphangite antérieure. Ne savons-nous pas que le furoncle est une inflammation phlegmoneuse ? c'est ainsi que Politzer le définit. Le pus d'un furoncle arrivé à sa période de maturité peut fuser à travers les interstices de la portion fibreuse du conduit auditif et gagner la couche sous-cutanée de la région mastoïdienne.

Or n'est-ce pas là les deux formes cliniques de la mastoïdite les plus souvent rencontrées ? Les cellules mastoïdiennes ne sont qu'enflammées ; on constate de la rougeur, de l'empâtement au niveau de l'apophyse mastoïde ; elles sont gorgées de pus, celui-ci se fait jour à travers la face externe de l'apophyse et se collecte au-dessous des parties molles sous-cutanées.

La fusée purulente partie de l'antre mastoïdien peut, mais le cas est rare, perforer la couche corticale mastoïdienne en dedans de sa pointe, et s'épancher vers le muscle sterno-cléido-mastoïdien. Elle donne naissance à ce que l'on appelle « *mastoïdite de Bezold* ». Les ganglions mastoïdiens peuvent, secondairement à l'évolution de furoncles du conduit auditif, devenir le siège de collections purulentes. On observe alors un adéno-phlegmon. Si celui-ci siège au niveau des ganglions mastoïdiens profonds, il présentera les signes de la mastoïdite de Bézold. Il en sera de même encore si le pus du furoncle fuse jusqu'en cet endroit, ou si la lymphangite a donné naissance en ce point à un abcès. Le diagnostic de ces affections sera l'objet de réelles difficultés.

Les rapports anatomiques du conduit auditif externe avec l'apophyse mastoïde nous permettent de poser les conclusions suivantes :

I. Un furoncle occupant la paroi postérieure du segment osseux du conduit auditif peut simuler l'abcès des cellules limitrophes antérieures de l'apophyse mastoïde.

II. Un furoncle de la paroi postérieure du segment cartilagineux du conduit peut simuler par ses complications:

1° Une mastoïdite aiguë accompagnée uniquement de rougeur et d'empâtement des parties molles recouvrant la face externe de cette apophyse.

2° Une mastoïdite dont la collection purulente s'est fait jour à travers la couche corticale, et s'est répandue sous les téguments de cette région ou s'est localisée à la pointe de l'apophyse : mastoïdite de Bezold.

CHAPITRE III

LÉSIONS DE LA RÉGION MASTOIDIENNE CONSÉCUTIVES AUX FURONCLES DU CONDUIT

Nous ne pourrions, sans nous exposer à des redites, décrire ici les signes de ces furoncles, en tant que signes de l'inflammation furonculaire seule. L'étude symptomatique de la furonculose du conduit auditif a été traitée dans notre premier chapitre. Qu'il nous suffise donc d'envisager maintenant les lésions que ces inflammations pilo-sébacées font naître du côté de la région mastoïdienne, lésions qui trop souvent sont prises pour des mastoïdites.

Dès le début du furoncle, alors que le malade éprouve de ces violentes douleurs irradiées dans la nuque et dans diverses parties de la tête, une lymphangite apparaît en arrière du lobule dans le triangle mastoïdo-maxillaire. Elle s'annonce assez souvent par une ascension thermique. Le malade a 38°5, 39 degrés de température, il éprouve des frissons, de la céphalée, et cet état d'inappétence et de brisement qui signalent l'entrée en scène d'une inflammation des cellules mastoïdiennes.

Le début peut être moins rapide, moins brusque, et on dirait alors que l'incubation se prolonge.

Le pavillon de l'oreille et l'entrée du conduit auditif

ne présentent généralement rien d'anormal. Ils conservent tous deux leur forme et leur coloration habituelles. Par contre, au niveau du sillon rétro-auriculaire et de la région mastoïdienne, on observe sur les téguments un fin réseau à mailles serrées de teinte rosée ou rouge.

Cette inflammation des parties molles fait disparaître les rapports anatomiques de ces régions. De fait, cette lymphangite s'accompagne d'un certain degré d'œdème; la pression digitale en cet endroit laisse un godet assez visible. Le sillon rétro-auriculaire, si net chez le sujet sain, diminue peu à peu. Il finit même par disparaître totalement. Le pavillon de l'oreille, à la suite de cet empâtement, est repoussé fortement en avant et forme un angle droit avec la région mastoïdienne.

La douleur est assez vive au niveau de ces régions atteintes de lymphangite. C'est une cuisson qui rappelle la brûlure au premier degré et qui s'exagère au contact et à la pression. Il est, pourtant, des points d'élection où la douleur est exquise. Ces points signalés par Pauchet, sont :

1° Entre la pointe de l'apophyse et la branche montante du maxillaire, au niveau de la partie inférieure du sillon rétro-auriculaire ;

2° Autour du conduit, si l'on a soin de diriger la pression sur le conduit.

Les ganglions mastoïdiens sont augmentés de volume, durs, faciles à isoler les uns des autres. Ils sont surtout douloureux lors des mouvements et à la pression.

La fièvre persiste, elle est rémittente, à exacerbations

vespérales; le pouls est fréquent, plein et dur; il y a de l'inappétence, une soif vive, de l'insomnie.

Rougeur en nappe de la région mastoïdienne, engorgement ganglionnaire, état fébrile, tels sont les éléments principaux de cette lymphangite secondaire à l'inflammation pilo-sébacée du conduit auditif. Elle peut se borner là. Au bout de quatre à cinq jours, au moment où le furoncle du conduit est à sa maturité, la fièvre tombe; la teinte des traînées lymphangitiques pâlit; les traînées perdent leur netteté et se dissocient en une série de macules qui s'effacent à leur tour. Le bourbillon purulent s'élimine alors par le conduit, et, en même temps, disparaît l'œdème rétro-auriculaire et mastoïdien. Le malade n'a plus ces signes généraux graves qui faisaient supposer une mastoïdite. Ce qui cède en dernier lieu, c'est assez souvent l'adénite secondaire.

OBSERVATION I

(G. Sterling, *Annales des maladies de l'oreille*, 1899).

Furonculose du conduit auditif simulant la mastoïdite.

Une jeune fille de vint-deux ans, de tempérament lymphatique, souffre depuis vingt jours de douleurs et de suppuration de l'oreille droite pour lesquelles un confrère l'adressa avec le diagnostic d'otite moyenne aiguë.

A l'examen on trouva le conduit auditif externe rétréci par deux tuméfactions sises à la face antérieure et postéro-inférieure du conduit, à 1 centimètre et demi du vestibule auriculaire, presque en face l'une de l'autre. Membrane invisible mais souffrance surtout quand la malade mange: l'audition aérienne est presque nulle. Douleurs insupportables quand on exerce des tractions sur le pavillon.

Traitement du Dr Lermoyez, que nous employons toujours dans ces cas et consistant à introduire, avec une pince fine, de la ouate hydrophile derrière l'obstacle et à en remplir le reste du conduit, ou plutôt à obstruer la totalité du conduit avec une mèche imbibée de liqueur de Van Swieten qu'on renouvelle toutes les deux ou trois heures.

Le lendemain, en enlevant le pansement, on vit que le gonflement antérieur avait presque disparu, membrane normale.

Le surlendemain la malade nous dit qu'elle avait passé une nuit horrible, avec fièvre, rigidité et douleurs dans le côté droit du cou, augmentant quand on comprimait la région auriculaire.

Les ganglions supérieurs du cou sont douloureux : apophyse mastoïde œdématiée et sensible à la pression, peau d'un rouge sombre, enfin tous les signes d'une mastoïdite. Étant donné la souffrance produite par la traction du pavillon, je diagnostiquai une furonculose profonde avec symptômes mastoïdiens.

Incision du furoncle suivie d'application de glace pendant vingt-quatre heures avec suspension d'une heure toutes les trois heures.

La guérison fut rapide.

La lymphangite n'occupe pas seulement la région mastoïdienne, elle peut même s'étendre plus loin, et gagner, comme dans le cas suivant, la région temporale et palpébrale même.

OBSERVATION II (inédite).

(Due à l'obligeance de M. le professeur agrégé Lannois).

F. B..., vingt-quatre ans, se présente le 13 février 1900. Depuis dix jours il éprouve des douleurs violentes dans l'oreille droite. Ces douleurs depuis quatre jours l'empêchent de dormir.

On observe un gonflement œdémateux qui occupe la région mastoïdienne, envahit la région temporale et s'étend jusque vers l'œil.

Le malade a beaucoup de peine à mouvoir le maxillaire inférieur, il a du trismus ; aussi, depuis le début de son affection, s'alimente-t-il très difficilement.

A plus d'un centimètre dans le conduit, à l'union des parois supérieure et postérieure, on constate l'existence de deux gonflements distincts au niveau desquels la peau est rouge, luisante. La douleur est très vive au contact du stylet et du spéculum.

Il n'y a pas de doute sur le diagnostic, car malgré ce gonflement on aperçoit les deux tiers antérieurs et inférieurs du tympan avec la moitié inférieure du manche. Celui-ci est seulement un peu rosé, et ce que l'on voit du tympan a conservé son aspect normal.

Une incision est faite profondément dans le conduit, au niveau des deux gonflements, et donne issue à une petite quantité de pus mélangé à du sang.

Instillation d'huile mentholée. Potion calmante.

Le soir même le malade était très soulagé de ses douleurs et la guérison se fit rapidement.

Menière, au Congrès d'Amsterdam, 1879, signala aussi trois observations, où des abcès du conduit auditif externe s'étaient accompagnés d'abord de rougeur, puis de gonflement rétro-auriculaire, donnant naissance à un empâtement considérable, qui empêchait de sentir les contours de l'apophyse mastoïde. Il intervint les trois fois, fit sur l'apophyse mastoïde une incision de 5 centimètres, qui comprenait les tissus, le périoste, et allait jusqu'à l'os. Il s'écoula beaucoup de sang, mais pas une goutte de pus. Nous citerons une de ces observations ;

OBSERVATION III

(Dr E. Ménière de Paris, Congrès d'Amsterdam, 1879.)

M. de B..., quinze ans, bonne santé et bonne constitution, me fut amené le 7 février 1878.

Depuis une huitaine de jours, il souffrait d'un abcès de l'oreille externe gauche qui s'était ouvert la veille de sa visite chez moi.

L'écoulement était très peu abondant ; à l'examen otoscopique, je vois une solution de continuité d'aspect un peu grisâtre occupant la portion postéro-supérieure et moyenne du conduit.

Du côté du tympan pas la moindre lésion, même coloration grisâtre, rien non plus du côté de l'oreille moyenne.

10 février. — On me fit appeler, le jeune homme se plaignait de ressentir une douleur sourde, obscure, derrière l'oreille, irradiant par intermittence dans le côté gauche de la tête et le cou. Il y avait en outre de la rougeur et de l'empâtement.

Traitement antiphlogistique : sangsues derrière l'oreille et frictions mercurielles.

14 février. — Je trouve une rougeur diffuse de la région, douleurs plus pesantes et lancinantes, tuméfaction très marquée.

J'appelai en consultation, la mère paraissant alarmée, le médecin et le chirurgien de la famille, MM. J. Simon et Labbé.

Après examen et conférence, et quoique l'on ne sentit pas de fluctuation, il fut décidé, sur mes instances, qu'on ferait une incision sur l'apophyse mastoïde comprenant tous les tissus jusqu'à l'os.

Nous chloroformâmes l'enfant et l'opération fut faite par M. Labbé ; on ne trouva pas de pus.

La lymphangite, au lieu de rétrocéder peut prendre un autre aspect. Les plaques de lymphangite observées au niveau de la région mastoïdienne se diffusent.

En quelques points, leur teinte se fonce. La douleur est plus cuisante. L'état général du malade s'aggrave. La température s'élève et annonce le début d'une suppuration. La région mastoïdienne est chaude ; le palper accuse en cet endroit de l'empâtement. Bien vite on note de la fluctuation.

L'abcès est collecté au-devant de l'apophyse mastoïde ou au niveau du triangle maxillo-mastoïdien. Il siège dans le tissu cellulaire sous-cutané de ces régions. Généralement il prend une forme arrondie, ampullaire, semblable à celle que donne le pus des cellules mastoïdiennes, après avoir perforé la couche corticale de l'apophyse et s'être répandu sous les téguments de cette région.

Cet abcès, s'il n'est pas traité, finit par s'ouvrir spontanément, et il s'en écoule un pus crémeux, blanchâtre, bien lié. On y trouve de petits bouchons de tissu cellulaire sphacélé. Le malade éprouve alors un grand soulagement. Les dou leurs deviennent nulles et bientôt disparaissent, et les bourdonnements d'oreille, et la contracture du sternocléido-mastoïdien et de la mâchoire inférieure. Par l'ouverture du furoncle du conduit auditif, on peut aussi voir se vider l'abcès.

Le pus de cet abcès pseudo-mastoïdien est en quantité très variable. Dès qu'il est évacué, les bords de la plaie se ferment rapidement et il reste une légère cicatrice à ce niveau.

OBSERVATION IV (inédite).

(Recueillie dans le service de M. le professeur agrégé Lannois).

Furonculose du conduit auditif abcès rétro-auriculaire.

M. R..., cinq ans, se présente à la clinique le 28 mars 1900.

Quinze jours auparavant, elle avait eu la rougeole, puis survint un gonflement dans les deux conduits auditifs.

Il y eut un léger suintement du conduit auditif droit et tout rentra dans l'ordre.

A gauche au contraire le gonflement augmenta, amenant rapidement l'obstruction complète du conduit. Puis apparut, en arrière du pavillon de l'oreille, un empâtement assez marqué masquant les contours de l'apophyse mastoïde.

L'enfant souffrait beaucoup, dormait peu. On n'a pu savoir si elle a eu de la fièvre.

Etat actuel. — L'oreille droite est à peu près guérie. On constate une très légère tuméfaction en haut et en arrière du conduit (trace d'un furoncle antérieur).

A gauche le conduit auditif est complètement obstrué par trois petites tuméfactions arrondies à travers lesquelles on voit sourdre du pus jaune et épais. Il est facile de constater là la présence de trois furoncles.

Le pavillon de l'oreille gauche est fortemant reporté en avant par un gonflement œdémateux qui efface le sillon rétroauriculaire et s'étend sur toute l'apophyse mastoïde. A la partie inférieure de ce gonflement existe une petite tumeur fluctuante de la grosseur d'une noisette, située en arrière de la branche montante du maxillaire inférieur et à la partie inférieure du conduit. Si on la comprime avec le doigt, on voit le pus sortir abondamment par le conduit et remplir la conque.

OBSERVATION V

Lannois, *Mém. de la Soc. fr. d'otologie et de laryngologie*, et *Revue de laryngologie*, 1898.

La jeune malade que j'ai présentée à la Société des sciences médicales, était une domestique âgée de quinze ans, qui avait commencé à éprouver des douleurs vives dans l'oreille droite le 12 février, et qui se présenta pour la première fois à la consultation gratuite le 20 février. Elle avait eu les jours précédents des douleurs extrêmement vives, empêchant le sommeil, de la fièvre, de l'anorexie. La lumière du conduit était complètement obstruée par une tuméfaction qui empêchait de voir le fond, et qui semblait surtout marquée à un demi-centimètre environ à la partie supérieure du conduit. Deux jours après, la malade se présentait à nouveau et on notait un peu d'œdème à la partie supérieure de l'oreille. La malade souffrait toujours autant et fut admise le lendemain à l'hôpital. Le gonflement avait à ce moment envahi toute la fosse temporale et s'étendait jusqu'à l'œil droit dont les deux paupières étaient bouffies; on sentait une fluctuation nette au-dessus du pavillon.

24 février. — Au moment où l'on s'apprêtait à faire l'ouverture de cet abcès, on constata qu'il y avait un léger suintement purulent par le conduit, ce qui ne s'était pas encore produit. En pressant un peu fortement sur l'abcès, on faisait sourdre du pus à la partie supérieure du conduit. La malade souffrait moins depuis son entrée à l'hôpital, mais la fièvre persistait à 39°2 le matin et à 38°6 le soir.

Une incision de 3 à 4 centimètres, parallèle au sillon rétro-auriculaire, fut faite en haut et en arrière, assez profonde pour mettre l'os à nu et bien dégager la cavité qui s'était formée. Pansement avec une mèche de gaze iodoformée.

La malade fut immédiatement soulagée, la fièvre disparut et la guérison se fit rapidement. Il n'y eut qu'à cautériser un petit bourgeon qui s'était formé dans le conduit au siège primitif du furoncle. Le 8 mars, il ne persistait qu'une petite plaie insignifiante au niveau de l'incision.

OBSERVATION VI (inédite)

(Due à l'obligeance de M. le professeur agrégé Lannois).

Furonculose du conduit auditif avec abcès rétro-auriculaire.

M. B.., vingt et un ans, se présente le 6 février 1900. Depuis huit jours il souffre de douleurs extrêmement violentes au niveau de l'oreille droite avec irradiations dans toute la moitié correspondante de la tête. Il dit avoir de la fièvre, ne pas dormir, ne pouvoir se coucher sur le côté droit.

A l'examen, on observe avec la plus grande facilité un gros gonflement immédiatement à l'entrée du conduit, en arrière et en bas. La peau est rouge, tendue. Avec un stylet, il est facile de constater de la fluctuation en cet endroit.

De plus, le pavillon de l'oreille est assez fortement ramené en avant par une grosse tumeur qui siège en arrière du pavillon à la partie inférieure et antérieure de l'apophyse. A ce niveau il existe une fluctuation très manifeste.

L'incision du gonflement constaté dans le conduit auditif donne issue à une bonne cuillerée à café de pus. Par cette ouverture ainsi faite on vide facilement l'abcès rétro-auriculaire. Une petite mèche de gaze est introduite dans l'ouverture. L'écoulement persista abondant jusqu'au lendemain soir, et lorsque le malade fut revu quatre jours après, la guérison de l'abcès et du furoncle était complète. Il ne persistait qu'un peu de rougeur en arrière du pavillon, mais le malade accusait un léger affaiblissement de l'ouïe. Cet affaiblissement était vraiment très minime car l'audition pour la montre se faisait à 70 centimètres.

Les ganglions mastoïdiens, enflammés au cours de la lymphangite rétro-auriculaire, peuvent, eux aussi, donner lieu à des collections purulentes. On observe alors des furoncles du conduit auditif avec adénophlegmon mastoïdien.

Le malade, qui tout d'abord souffrait du conduit auditif, éprouve de violentes douleurs au niveau de la région mastoïdienne. On constate de l'empâtement, une disparition assez marquée du sillon rétro-auriculaire. Les mouvements de la tête, de l'articulation temporo-maxillaire sont très limités et excessivement douloureux. On note une fièvre assez élevée. Le malade signale souvent des frissons, de l'inappétence, de l'insomnie.

L'empâtement rétro-auriculaire est très marqué au niveau de la pointe de l'apophyse mastoïde. C'est là, du reste, la place qu'occupent les ganglions mastoïdiens. Les superficiels sont, d'après Testut, directement en rapport avec la pointe de l'apophyse, les profonds sont situés au dessous de l'insertion supérieure du sterno-cléido-mastoïdien.

Ces ganglions grossissent, ils deviennent moins durs et forment masse dans le tissu cellulaire sous-cutané. La peau rougit, elle s'épaissit et s'infiltre d'œdème. Elle se soulève sur chaque bosselure ganglionnaire, et ne deviendra bientôt plus qu'une mince lamelle prête à se rompre dès que la suppuration se sera produite. Cette suppuration se fait plus ou moins vite dans les ganglions mastoïdiens. Dès qu'elle est formée, on observe au niveau de la pointe de l'apophyse une tumeur se présentant sous l'aspect d'une ampoule ovalaire, couverte d'une peau rouge et amincie, où la moindre pression du doigt révèle une fluctuation évidente et toute superficielle. Livrée à elle-même, cette ampoule purulente se crevasse en un ou plusieurs points.

Si la suppuration atteint les ganglions mastoïdiens profonds seuls, la tuméfaction est alors diffuse. On n'a plus une ampoule aussi nettement ovalaire que celle observée dans le cas d'inflammation des ganglions mastoïdiens superficiels. Le muscle sterno-cléido-mastoïdien est contracturé : il fait une forte saillie sous les téguments. Le moindre mouvement, la plus petite pression à ce niveau fait naître chez le malade de très violentes douleurs. Il est difficile de reconnaître la suppuration de cet adéno-phlegmon : c'est à l'œdème, à la coloration rouge sombre de la peau, à la douleur localisée à la pointe de l'apophyse mastoïde, à la durée de l'affection qu'il faut s'en remettre plutôt qu'à la recherche d'une fluctuation obscure.

Arrivée à sa période de maturité, cette collection purulente fuse à travers les mailles du tissu conjonctif et arrive sous les téguments. La peau cède et ce pus se fait jour à l'extérieur. Une fois ouvert, cet abcès ganglionnaire bourgeonne et se comble peu à peu ; la cicatrisation peut tarder si quelque cause entretient l'irritation et l'on voit alors la plaie ganglionnaire se couvrir de fongosités et rester fistuleuse.

Ces adéno-phlegmons mastoïdiens, consécutifs à la furonculose du conduit auditif, sont sans doute assez rares. Quand ils existent, ils se développent plutôt aux dépens des ganglions mastoïdiens superficiels que des profonds. S'il en était autrement, le pronostic donnerait une certaine inquiétude. La collection purulente au lieu de s'ouvrir au dehors, après avoir tant aminci la peau qui recouvre la région mastoïdienne qu'elle a cédé, pourrait fuser à travers la gaine du muscle sterno-cléido-mastoïdien, et même à travers l'aponévrose cervicale moyenne et produire de graves lésions.

OBSERVATION VII

Leutert (Abcès péri-auriculaire dû à la furonculose du conduit auditif, *Archiv f. Ohrenheilk.*, déc. 1897).

Il s'agissait, dans ce cas, d'une jeune fille de quinze ans, qui avait remarqué, depuis huit jours, la présence d'une nodosité derrière l'oreille droite, et qui se présentait avec une tumeur fluctuante située en arrière et en bas de l'oreille, s'étendant de la pointe de l'apophyse jusqu'à la partie antérieure du cou. Dans le conduit on trouvait, en arrière, une ulcération par laquelle la pression sur la tumeur du cou faisait sortir du pus. La température était de 38°4. On pensa à un abcès de l'apophyse mastoïde et les cellules de celle-ci furent ouvertes à la pointe, mais furent trouvées absolument saines.

Les abcès péri-auriculaires, d'origine furonculeuse, dit-il, se comporteraient donc à ce point de vue comme les sinusites.

CHAPITRE IV

DIAGNOSTIC

I. La tuméfaction contractée à l'intérieur du conduit auditif est-elle un furoncle ?

Le diagnostic de furoncle du conduit auditif est en général facile. Le début brusque et récent des douleurs, la douleur vive à la pression sur le conduit et à la traction du pavillon sont des signes de grande probabilité, presque de certitude. Il est néanmoins indispensable de constater la présence d'une tumeur acuminée.

Il sera sans doute difficile de la reconnaître si le furoncle siège profondément.

Or deux cas se présentent :

Cette tumeur, que l'on considère être un furoncle, ne s'accompagne pas ou au contraire s'accompagne d'écoulement purulent.

Dans le premier cas le diagnostic est à faire avec l'exostose du conduit et diverses affections telles que l'herpès et l'eczéma.

L'exostose est une tumeur unie, arrondie, à large base d'implantation. Sa dureté caractéristique, sa coloration, l'absence presque totale de réaction inflammatoire et de douleur au contact du stylet sont des signes nettement différents de ceux du furoncle.

Dans l'herpès et l'eczéma, au début, le conduit est ordinairement sec et enflammé, mais les lésions sont toujours multiples et on peut voir une ou plusieurs vésicules qui ne rappellent en rien la tumeur furonculeuse ; à une période plus avancée de leur évolution, ces affections s'accompagnent d'un écoulement abondant.

Dans le deuxième cas, le furoncle s'accompagne d'otorrhée ; on peut se demander si l'on n'est pas en présence d'otite externe, de polypes ou d'otite moyenne.

La réaction inflammatoire à laquelle donne naissance l'otite externe peut simuler le furoncle ; la peau du conduit est rouge, tuméfiée, douloureuse. Le gonflement atteint des proportions considérables, au point de déterminer une atrésie plus ou moins complète du conduit. Mais dans l'atrésie d'origine furonculeuse, le canal prend la forme d'une fente en croissant, dont la concavité est tournée du côté de la tumeur ; dans l'otite externe, au contraire, le gonflement est uniforme et le conduit effacé sur tout son pourtour. Enfin, si le gonflement n'est pas très considérable, l'examen otoscopique montre que dans l'otite externe l'inflammation envahit totalement le conduit auditif externe ; tout le conduit, la membrane même du tympan sont d'un rouge foncé. Dans le cas de furoncle, l'inflammation est plutôt circonscrite.

Les polypes se présentent généralement avec des caractères assez nets. Leur surface est lisse et arrondie ou granuleuse et framboisée. Ils s'accompagnent d'un écoulement fétide, souvent sanguinolent. Ils ne sont pas douloureux à la pression. La consistance plus ferme du furoncle, son sommet blanchâtre, son exquise sensibilité, l'absence d'écoulement sanguinolent le différencieront suffisamment.

Si le furoncle s'accompagne d'une otorrhée assez abondante, on pourra penser à une otite moyenne. L'examen du conduit montrera une perforation du tympan s'il y a otite moyenne. Cette perforation elle-même n'est pas toujours facile à constater : elle peut être petite, comblée par du pus concrété, mais elle donne lieu d'habitude à une diminution de l'acuité auditive. Il sera indispensable de rechercher les points douloureux constants dans la furonculose, car ils fournissent un ensemble de symptômes qui n'existe pas dans l'otite moyenne. Le peu d'abondance de l'écoulement, la présence d'un eczéma sur le pavillon feront encore incliner le diagnostic vers le furoncle.

Néanmoins on peut constater la coexistence et d'un furoncle du conduit et d'une otite moyenne (Obs. X, XI, XII).

Ces différentes affections éliminées, il ne reste plus qu'une solution : la tumeur et l'écoulement purulent observés dans le conduit dépendent-ils d'un abcès antérieur de l'apophyse mastoïde qui s'est ouvert dans le conduit auditif, ou d'un furoncle développé aux dépens de la paroi postérieure de ce canal ? Le diagnostic est ici d'un intérêt capital pour savoir quel traitement on devra appliquer. Avant d'aborber cette question, nous allons examiner s'il existe des signes permettant de différencier la furonculose du conduit auditif de la mastoïdite.

II. S'agit-il d'une inflammation des cellules mastoïdiennes ou d'un furoncle du conduit auditif ?

Un furoncle de la paroi postérieure du conduit auditif peut, avons-nous vu, simuler l'inflammation des cellules mastoïdiennes. Ce furoncle ne s'accompagne ni de lymphangite ni d'abcès rétro-auriculaires; le clinicien hésite à savoir s'il n'est pas en présence d'un abcès antérieur de la mastoïde. Il s'accompagne de lymphangite ou d'abcès au niveau de la région mastoïdienne ; il est souvent difficile de conclure à l'existence ou de simples complications du furoncle ou d'une mastoïdite qui s'est fait jour à travers la coque osseuse.

L'histoire de l'affection, les symptômes constatés mettent sur la voie du diagnostic.

La suppuration mastoïdienne débute au cours d'une otite moyenne ; elle s'annonce par une aggravation rapide de l'état général : frissons répétés, température élevée atteignant parfois 40 degrés. Les douleurs sont sourdes, continues, avec exacerbations nocturnes ; elles sont fixes en arrière du conduit auditif, mais elles irradient fréquemment vers le cou, la face, la nuque et l'occiput ; elles entravent la mastication, la phonation, limitent les mouvements de la tête en produisant une sorte de torticolis. La douleur est exagérée par la pression sur l'apophyse mastoïde. Aussi, pour Politzer, la constatation d'un point très douloureux indiquerait le siège de l'abcès.

Le furoncle survient au contraire sans causes connues, il n'est pas sous la dépendance d'une otite moyenne.

Rarement il donne lieu à des symptômes généraux très intenses, la température ne dépasse pas souvent 39 degrés. Les douleurs qu'il occasionne sont très vives, s'accompagnent parfois des mêmes caractères que celles dues à la mastoïdite, mais elles ont une durée assez courte, l'évolution du furoncle se faisant assez rapidement. De plus, ces douleurs sont nulles à la pression sur l'apophyse mastoïde.

Les glanglions périauriculaires sont généralement enflammés. Si l'engorgement a lieu au début même de la maladie, on a toute raison d'en rapporter la cause à la présence d'un furoncle. Si cet engorgement n'arrive qu'en pleine période d'état de la maladie, on ne pensera qu'à l'abcès des cellules mastoïdiennes.

Comme l'écoulement purulent est généralement peu important dans le cas du furoncle, et au contraire très abondant et longtemps continu dans la mastoïdite, on a pensé qu'il y avait là un excellent signe différentiel. Il n'en est pas toujours ainsi, car une série de furoncles du conduit s'accompagnera d'une quantité de pus assez abondante.

On ne peut accorder qu'une importance relative à l'étude microscopique du pus et du bourbillon furonculeux. Celui-ci contient les *staphylococcus albus, aureus et citreus*, tandis qu'aux diverses mastoïdites appartient le pus des otites moyennes avec ses streptocoques, pneumocoques et le bacille encapsulé de Friedlaner, ainsi que l'ont indiqué les recherches bactériologiques de Netter et de Zaüfal. Mais on ne doit pas oublier que certains auteurs ont pu soutenir que le *st. albus* était la cause de la chronicité des otites moyennes purulentes (Lermoyez et Helme).

Leutert donne encore comme signe différentiel l'aspect du pus, qui, dans le cas de furoncle, est constitué par des débris à demi nécrosés de tissu conjonctif. C'est là un caractère bien inconstant. Dans les trois cas de furonculose du conduit simulant la mastoïdite, que M. le professeur agrégé Lannois cite dans les mémoires de la Société française d'otologie 1898, le pus ne présentait pas de caractères particuliers.

Bar a tiré quelques indices des connaissances de la circulation artérielle et veineuse des régions : « L'oreille externe et l'oreille moyenne reçoivent le sang artériel de branches diverses issues de la carotide externe, par conséquent d'une origine commune. Aussi, dans la mastoïdite aussi bien que dans la furonculose ou les diverses otites, les malades éprouvent des bourdonnements d'oreille, des battements violents qui sont le résultat de la propagation inflammatoire au voisinage du tympan dont les vaisseaux sont gorgés de sang. La déplétion veineuse, au contraire, se fait par des veines qui se jettent dans les jugulaires, mais celles de l'oreille moyenne se jettent en outre dans le plexus pharyngien, d'où la stase veineuse pharyngienne qui est le propre de la mastoïdite, ce qui ne saurait avoir lieu dans la furonculose du conduit auditif externe. »

Si avec ces différents signes le diagnostic est encore hésitant, on peut recourir à diverses méthodes physiques que l'on peut classer de la façon suivante :

1° Translucidité de l'apophyse mastoïde ;

2° Percussion de l'apophyse mastoïde ;

3° Auscultation de l'apophyse mastoïde.

Caldwell introduit dans le conduit auditif externe une très petite lampe électrique et recherche dans l'obscurité si l'apophyse mastoïde est transparente ou non.

Urbantschitsch se comporte de la façon opposée ; il applique la petite lampe électrique derrière l'apophyse, et regarde dans le conduit si les rayons lumineux la traversent.

Les résultats obtenus par ce moyen d'examen n'ont pas toujours répondu aux espérances des auteurs susnommés. Gradenigo a examiné aux rayons Rœntgen, au mois de décembre 1897, quelques malades soupçonnés atteints de mastoïdite ou l'étant réellement. Aucun résultat n'a été obtenu, vu l'impossibilité de traverser une telle épaisseur de tissus mous et d'os.

La percussion a été l'objet de nombreuses études de la part des auristes. Eulenstein rapporte que la matité à la percussion existait chez six maladies sur neuf, et qu'elle correspondait toujours à de grands foyers situés à proximité de la surface de l'os. Il emploie la percussion digitale et recommande les points suivants:

1° La région immédiatement au-dessous de la ligne temporale;

2° Au-dessus de l'insertion du muscle sterno-cléido-mastoïdien.

3° En arrière de la marge du pavillon;

4° En avant de l'insertion des cheveux.

La matité à la percussion est sans doute un excellent signe pour nous permettre de conclure à une mastoïdite et d'éliminer le diagnostic de furoncle du conduit. Mais ce signe n'est pas facile à constater. L'appréciation des moindres différences de sonorité devient très difficile, parce que les deux sensations de comparaison ne sont pas simultanées mais se suivent en deux temps assez espacés. En outre, il faut choisir exactement deux points absolument pareils et frapper avec la même intensité.

L'auscultation de l'apophyse mastoïde est un moyen diagnostique important dans les mastoïdites. Naturellement il ne faut pas attendre de cette méthode plus qu'elle ne peut donner. Okuneff se sert d'un tube otoscopique ordinaire, qui à une de ses extrémités finit en olive et à l'autre en spéculum de caoutchouc durci. On introduit l'extrémité olivaire dans l'oreille de l'observateur et on applique le spéculum sur la partie de l'apophyse mastoïde à examiner ; un aide fait vibrer fortement un diapason, et l'appuie sur la ligne médiane de la tête, vertex ou front. Si l'apophyse mastoïde n'est pas altérée le diapason donne un son clair, dans le cas de mastoïdite le son est affaibli.

Ces signes, bien étudiés, ne permettent pas, après avoir observé pendant quelques jours la marche de la maladie, de confondre ces deux affections. Dans l'étude que nous avons faite des lésions mastoïdiennes d'origine furonculeuse, nous avons vu que celles-ci simulaient toutes les formes de mastoïdite. Il importe de différencier chacune de ces formes :

A. *Abcès antérieur de la mastoïde et furoncle de la paroi postérieure du conduit.* — « L'abcès mastoïdien intra-cellulaire désorganise, dit Bar, la lamelle osseuse, tuméfie le revêtement du conduit à l'instar d'un furoncle, et, comme celui-ci, s'ouvre dans le conduit.

En pareille occurrence, la furonculose et l'abcès antérieur peuvent avoir des signes semblables. » Il cite, à ce propos, une observation typique :

OBSERVATION VIII

(Bar, *Annales des maladies de l'oreille*, 1898.)

Abcès antérieur de la mastoïde simulant un furoncle du conduit.

Jeune femme bien portante, légèrement anémique, prise très rapidement de douleurs violentes dans le conduit auditif externe gauche avec irradiation à la face, inflammation du méat, suppuration légère, état fébrile à peine notable. Adénite prétragienne. Traction douloureuse du conduit.

Au moment où nous voyons la première fois la malade (4e jour), le conduit auditif externe, très fortement tuméfié par un gonflement non acuminé, douloureux au toucher, sans rougeur vive, plus marqué à la paroi postérieure, laisse sourdre à travers la tuméfaction une petite quantité de pus provenant de la caisse par une petite perforation. Le pouls et la température sont en accord parfait, à peine légèrement au-dessus de la normale.

Au dixième jour de la maladie, la tuméfaction s'étant accrue au point d'obstruer complètement le conduit, nous pratiquons une large incision sur la tuméfaction postéro-supérieure. Il ne sort que du sang mêlé au pus ordinaire qui coule. Traitement par alcool boriqué à saturation, comme pour la furonculose.

Vers le quinzième jour de la maladie, la mastoïde devient douloureuse, empâtée vers son sommet ; le pli rétro-auriculaire persiste un peu effacé. Lavage au lysol 1 pour 100.

Après cinq semaines, la guérison s'annonce par disparition de la tuméfaction du méat ; derrière cette tuméfaction on distingue le tympan, encore perforé, et la paroi postéro-supérieure, siège de l'abcès. Celui-ci ne s'est pas ouvert dans le conduit, mais derrière le tympan. La question de trépanation de la mastoïde a été subordonnée à la marche symptomatique et, par suite, évitée.

Si, comme dans cette observation, l'état général du sujet n'est pas aggravé, si on ne note ni élévation de température, ni existence de frissons, il semblerait y avoir là autant de signes en faveur de la présence d'un furoncle. Mais le contraire peut exister, et comment alors distinguer si la tuméfaction du conduit est bien un abcès antérieur de l'apophyse mastoïde ou un furoncle?

La forme et la couleur de cette tumeur inflammatoire peuvent donner des renseignements assez précis. Le furoncle se présente acuminé, avec un point blanc à son sommet; l'abcès a une surface uniformément arrondie et rosée. Le furoncle est souvent multiple, l'abcès est toujours unique.

Dans le conduit auditif, la forme du furoncle peut changer par manque de place. Le furoncle est aplati, comprimé, et la peau qui le recouvre acquiert un aspect plus ou moins congestif et inflammatoire qui laisse des doutes, doutes d'autant plus sérieux qu'à ce moment le méat est comblé par le gonflement, et que l'examen de la tumeur inflammatoire, de même que celui du tympan, devient impossible par suite de cette obstruction.

L'analyse exacte de la douleur spontanée ou provoquée fournit alors les renseignements les plus précieux. La douleur, dans le cas d'abcès antérieur de la mastoïde, est continue, avec exacerbations nocturnes; dans le cas de furoncle, elle est vive mais ne dure pas aussi longtemps. Le furoncle est, de plus, très douloureux au contact, tandis que la tumeur résultant de la suppuration des cellules limitrophes est presque indolente.

Si, en même temps que ces symptômes faisant présumer l'existence d'un furoncle, nous constatons : un engorgement des ganglions périauriculaires ayant débuté en même temps que la tuméfaction, de la douleur à la pression du tragus et à la traction du pavillon, l'indolence complète de l'apophyse mastoïde, le diagnostic s'imposera. On est en présence d'un furoncle du conduit.

La confirmation de ce diagnostic pourra se faire en recherchant les signes généraux qui différencient toute mastoïdite de la furonculose du conduit ; nous les avons décrits plus haut.

Enfin, si l'on intervient du côté de cette tuméfaction du conduit auditif, la présence d'un point osseux dénudé au fond de l'incision indiquera sûrement la suppuration mastoïdienne. Et tandis que cette incision, s'il s'agit d'un furoncle, s'accompagne très rapidement de la disparition du gonflement inflammatoire et aide puissamment à une guérison prompte, par contre, elle ne s'accompagne d'aucune amélioration s'il s'agit d'abcès antérieur de l'apophyse mastoïde. Pour la cure de celui-ci, il importe de faire une véritable trépanation de l'apophyse.

OBSERVATION IX

(Broca et Lubet Barbon, *les Suppurations de l'apophyse mastoïde et leur traitement*, p. 64.)

Mastoïdite cantonnée aux cellules limitrophes, simulant la furonculose du conduit.

L..., quarante-six ans, facteur, se présente à la clinique, se plaignant de douleurs dans l'oreille gauche. Depuis quelques jours : quelques frissons, langue blanche, écoulement peu abondant.

On trouve une petite vésicule sur la partie postéro-supérieure de la membrane, et, en ce point, on fait une paracentèse qui soulage le malade pendant quelques jours.

5 mai 1893. — Le malade a beaucoup souffert ; écoulement peu abondant, petite perforation, nouvelle paracentèse.

12 mai. — Écoulement peu abondant, peu de douleurs.

25 mai. — La douche d'air provoque la sortie d'une petite quantité de pus par la perforation.

30 mai. — Le malade a beaucoup souffert ; on trouve sur la paroi postéro-supérieure du conduit un gonflement douloureux au toucher, qui est considéré comme un furoncle du conduit. Pas de manifestations apophysaires.

1er juin. — Gonflement œdémateux du pavillon, mais pas d'empâtement du côté de l'apophyse, qui n'est pas douloureuse à la pression. On incise ce qui est considéré comme un furoncle, et un stylet introduit par le petit pertuis fait découvrir un petit point osseux dénudé, ce qui nous fait mettre en doute la furonculose ; on fait une large incision, par laquelle il sort quelques grammes de pus.

3 juin. — Dès le lendemain il y a un grand soulagement ; le malade a dormi ; il sort encore du pus par l'incision et très peu par l'orifice de la perforation.

12 juin. — L'abcès est refermé, les douleurs sont revenues ; on ouvre à nouveau dans le conduit : amélioration.

1er juillet. — Peu d'écoulement, peu de douleur, mais léger empâtement de la région apophysaire. Il semble que notre malade ait eu dès le début une mastoïdite qui s'est ouverte dans le conduit par les cellules antérieures de la mastoïde. Nous avons pris un moment le gonflement du conduit pour de la furonculose en l'absence de manifestations apophysaires ; aujourd'hui il n'y a plus de doute, nous nous décidons à faire la trépanation.

B. *La lymphangite observée au niveau de la région mastoïdienne dépend-elle d'un furoncle du conduit auditif ou d'une mastoïdite ?*

Par le siège et l'aspect de la lymphangite on n'a pas de caractères bien nets qui permettent d'affirmer si l'on a affaire à un furoncle du conduit ou à une mastoïdite. Dans ces deux affections, en effet, on voit la lymphangite débuter en arrière, dans le triangle mastoïdo-maxillaire ; à ce niveau, on sent les ganglions mastoïdiens tuméfiés et douloureux ; le pavillon de l'oreille est ordinairement respecté. Tout au plus, la lymphangite, due à l'inflammation des cellules mastoïdiennes, peut-elle présenter moins de rougeur et donner naissance à une sorte d'empâtement faisant corps, dès le début, avec l'os.

La présence d'un furoncle à l'intérieur du conduit mettra sur la voie du diagnostic, mais ne saurait toutefois faire éliminer l'idée de mastoïdite. Ces deux lésions pourraient exister simultanément. Or, l'examen le plus attentif des antécédents et des symptômes est indispensable pour conclure si la lymphangite est consécutive à un furoncle du conduit ou à une mastoïdite.

Le malade que l'on examine est-il souffrant depuis

un certain temps, a-t-il un état général assez grave, sa température atteint-elle 40 degrés, a-t-il souffert bien avant l'apparition de cette lymphangite, la douleur qu'il éprouve est-elle profonde, on est en droit de penser à une mastoïdite. La douleur vive accusée à la pression sur l'apophyse mastoïde confirmera le diagnostic.

Si la lymphangite est secondaire au furoncle développé dans le conduit auditif, les signes observés sont tout différents. Les symptômes généraux sont rarement très intenses; la température ne dépasse pas 39 degrés. La douleur précède à peine de quelques jours l'apparition de la lymphangite, elle est superficielle. La pression sur l'apophyse mastoïde ne provoque, pour ainsi dire, pas de souffrance.

L'engorgement rapide des ganglions périauriculaires, la durée généralement courte de la lymphangite sont encore en faveur de cette dernière hypothèse.

Toutefois, avant de poser définitivement le diagnostic de lymphangite rétro-auriculaire consécutive à un furoncle du conduit auditif, il s'agit d'affirmer si cette tuméfaction du conduit est bien un furoncle. Nous nous sommes occupés primitivement de ce diagnostic.

OBSERVATION X

Luc, *Archives intern. de laryngologie*, 1893, p. 212.

Furonculose du conduit auditif simulant un abcès mastoïdien dans le cours d'une otite moyenne suppurée aiguë.

Le 22 mars, je suis consulté par mon confrère, le Dr F..., dont le fils, âgé de vingt ans, éprouve depuis quelques jours, consécutivement à un catarrhe nasal aigu, de vives douleurs dans l'oreille gauche. L'introduction du spéculum est douloureuse ; pourtant, je ne note rien de particulier dans le conduit. En revanche, la membrane tympanique est congestionnée et a perdu son reflet lumineux. L'air passe mal par le Politzer et la sonde.

Je diagnostique une otite moyenne aiguë et je pratique, séance tenante, une paracentèse qui donne issue à du pus mélangé de sang. Le lendemain, j'ai le regret de constater que mon intervention n'a procuré au jeune homme aucun soulagement. Le coton introduit dans l'oreille est retiré imbibé de pus ; supposant une rétention purulente, bien que la température soit à peine élevée, je pratique, par la sonde, un lavage de la caisse avec solution de sublimé à 1/4000.

Le liquide ressort parfaitement par le conduit. Ce moyen est répété les jours suivants, mais les douleurs persistent avec leur intensité première.

Sur ces entrefaites, je me trouve dans la nécessité de m'absenter de Paris pendant deux jours et je trouve à mon retour le malade dans l'état suivant ;

Les douleurs, de plus en plus violentes, empêchant tout sommeil, paraissent s'être localisées à la jonction du pavillon et de la région mastoïdienne. Celle-ci est le siège d'un gonflement manifeste, et le pavillon se détache plus fortement de la tête que du côté sain. Toute la région gonflée est extrêmement douloureuse à la pression. Je songe immédiatement à la possibilité d'une complication mastoïdienne. Pourtant l'absence de toute élévation thermique me fait aussi penser à une furonculose du conduit; mais l'inspection de ce dernier n'y révélant aucune tuméfaction, je penche plutôt pour la première hypothèse.

Dans mon embarras, j'exprime le désir de prendre l'avis de mon collègue et ami, le Dr Lubet-Barbon, qui, le lendemain, se trouve avec moi près du malade. A ce moment, le gonflement rétro-auriculaire est très prononcé et s'accompagne d'œdème, la peau commence à rougir. Après une exploration très attentive du conduit et de la région mastoïdienne, le Dr Lubet-Barbon émet comme vraisemblable l'hypothèse d'une furonculose multiple et profonde, se fondant :

1° Sur l'absence de fièvre;

2° Sur la présence d'une adénite rétro-auriculaire;

3° Sur la prédominance de la douleur à la pression à la face postérieure du pavillon plutôt qu'au niveau du plan osseux mastoïdien;

4° Sur l'existence de la paroi postérieure du conduit.

Trouvant l'opinion de mon ami excellemment fondée, je propose une intervention immédiate qui est acceptée. Le malade ayant été insensibilisé au bromure d'éthyle, je pratiquai une incision profonde au niveau de chacun des deux points douloureux sus-mentionnés et j'eus la satisfaction de voir s'échapper par la première des deux incisions un gros bourbillon purulent.

Dans ce cas, dit en terminant le Dr Luc, les difficultés du diagnostic provinrent, d'une part, de la coïncidence de la furonculose avec une suppuration de l'oreille moyenne; d'autre part, de l'infiltration furonculeuse qui ne se traduisait par la présence d'aucune tuméfaction dans l'intérieur du conduit.

C. *La collection purulente observée au niveau de la région mastoïdienne dépend-elle d'une mastoïdite ou d'un furoncle du conduit?* — Ici, l'évolution de la collection purulente, que celle-ci siège à la pointe de l'apophyse, simulant la mastoïdite de Bézold, ou qu'elle siège en quelque autre endroit de la mastoïde, aide à poser le diagnostic. La lymphangite suppurée ou l'adéno-phlegmon secondaires au furoncle du conduit auditif apparaissent assez vite. Il faut, par contre, un temps assez long pour qu'une suppuration mastoïdienne, d'abord cantonnée dans les cellules de l'apophyse, franchisse ces limites et se diffuse dans les parties molles par une véritable trépanation spontanée de la coque osseuse.

De plus, les douleurs qu'éprouve le malade ont apparu bien avant la formation de cette collection s'il s'agit d'une mastoïdite. S'il s'agit, au contraire, de furonculose du conduit, les douleurs l'ont précédée à peine de plusieurs jours.

Mais le signe essentiel de la mastoïdite, la douleur vive à la pression sur l'apophyse, ne conserve plus sa netteté. Il existera, bien que l'abcès soit consécutif à une furonculose du conduit, car les divers éléments anatomiques, au contact du pus, deviennent très irritables. Aussi le diagnostic peut-il être difficile. L'observation suivante le montre suffisamment.

OBSERVATION XI

(Lannois, *Mémoires de la Soc. fr. d'otologie et de laryngologie et Revue de laryngologie*, 1898.

Abcès périauriculaire dû à la furonculose du conduit simulant la mastoïdite.

Le jeune M... est âgé de dix ans. Il y a quinze mois environ, il avait suivi un traitement pour une otite moyenne suppurée de l'oreille droite, qui avait guéri assez lentement, mais complètement.

15 octobre 1897. — Il est amené à nouveau de la campagne, et raconte que depuis trois semaines il a des douleurs vives dans l'oreille droite, qui ont cessé, puis reparu, et se sont accompagnées de léger suintement.

Depuis huit jours environ, il présente en arrière de la mâchoire une tuméfaction dont il ne peut préciser le début, et qui a actuellement le volume d'un petit œuf de poule. C'est un abcès évident, assez nettement limité en avant et en bas, mais diffus en haut et en arrière où la pointe de l'apophyse est largement englobée dans la tuméfaction. Il y a un peu de pus dans le conduit, qui est très tuméfié et présente une légère exulcération à 1 centimètre environ dans l'angle postéro-inférieur. Il est impossible de voir le tympan.

En raison de l'abcès de l'oreille moyenne présenté l'année précédente, on pense qu'il s'agissait d'une nouvelle otite purulente qui s'était compliquée de mastoïdite de la pointe. Le malade fut admis et opéré le lendemain. L'incision classique fut prolongée assez bas pour bien ouvrir l'abcès : elle montra d'abord qu'il n'y avait aucune lésion au niveau de la surface externe de l'apophyse. Il devint évident, dès les premiers coup de gouge enlevant la corticale, que les cellules mastoïdiennes étaient saines. En explorant alors la poche de l'abcès, on put trouver un trajet fistuleux qui le faisait communiquer avec le conduit auditif, en arrière du cartilage. Pansement à la gaze iodoformée.

La guérison se fit rapidement, la fièvre étant, d'ailleurs, peu élevée, et ayant disparu dès le lendemain de l'opération. Les jours suivants, on put s'assurer que le tympan n'était pas enflammé et présentait seulement une cicatrice occupant presque tout le segment postérieur et datant de l'ancienne affection.

Il faut alors pratiquer l'examen du conduit auditif. On observera d'habitude un écoulement purulent. Si celui-ci coexiste avec une tuméfaction située à la paroi postérieure du conduit, si le tympan est visible et non perforé, si la pression sur l'abcès rétro-auriculaire fait sortir du pus par cette tuméfaction, il s'agit là d'une collection purulente consécutive à un furoncle. Il faut toutefois s'assurer si la tuméfaction est bien un furoncle.

OBSERVATION XII

(Lannois, *Mémoires de la Soc. fr. d'otologie et de laryngologie et Revue de laryngologie*, 1898.)

Abcès rétroauriculaire dû à la furonculose du conduit auditif simulant la mastoïdite.

Il y a environ deux ans, un de mes collègues, chirurgien distingué des hôpitaux, m'envoyait, à ma consultation gratuite, une malade chez laquelle il se proposait de faire la trépanation de l'apophyse à cause d'un abcès qui occupait la région de la pointe et toute la dépression rétro-maxillaire ; il désirait avoir mon opinion, en raison de la forme insolite de l'abcès. Je reconnus immédiatement une malade de ma propre consultation, qui avait eu, l'année précédente, une otite moyenne purulente guérie et que je soignais depuis quinze jours pour une furonculose à répétition. Par une petite incision pratiquée au niveau d'un gonflement qui occupait la base profonde du tragus, il fut possible d'évacuer toute la collection purulente. Le chirurgien pratiqua une contre-ouverture en arrière du maxillaire et un drainage avec de la gaze iodoformée, ce qui amena une guérison rapide de cette complication de l'otite externe furonculeuse.

Le traitement de cet abcès conduira lui-même au diagnostic. L'incision faite, le pus évacué, on explorera au stylet l'apophyse mastoïde. La constatation d'un point osseux dénudé indiquera que l'on est en présence d'une mastoïdite. Dans le cas contraire, la collection purulente dépend-elle du furoncle siégeant dans le conduit, l'apophyse mastoïde est intacte et on pourra parfois trouver un trajet fistuleux faisant communiquer la poche de cet abcès avec le conduit auditif. Cette simple incision, avec ou sans drainage, suffit ici pour amener une guérison certaine ; elle serait insuffisante dans le cas de mastoïdite.

Il n'a été signalé jusqu'à ce jour aucun cas de mastoïdite secondaire aux furoncles développés dans le conduit auditif. Mais le fait doit se produire, et, s'il n'a pas été constaté, c'est que trop souvent on se hâte de trépaner l'apophyse sans faire auparavant l'examen complet du conduit, à l'aide du spéculum et de l'éclairage par le miroir.

Rien ne s'oppose du reste à la possibilité de ces lésions. La paroi postérieure du segment osseux du conduit auditif directement en contact avec les cellules mastoïdiennes n'est formée que par une mince lamelle de tissu compact. De plus, Kirchner a constaté que les cellules mastoïdiennes étaient reliées à cette paroi par de tout petits canaux osseux renfermant du tissu conjonctif et des vaisseaux. Dès lors, comment ne pas admettre que l'inflammation des cellules mastoïdiennes n'ait pas pour point de départ une lésion du conduit auditif siégeant à ce niveau? Si la sinusite du maxillaire supérieur est parfois d'origine dentaire, on a autant de droits pour conclure qu'un furoncle occupant la paroi postérieure du segment osseux du conduit auditif pourra donner naissance à une mastoïdite.

CHAPITRE V

TRAITEMENT

Toutes les fois que l'on peut constater la naissance d'un furoncle à la paroi postérieure du conduit auditif, il semblerait indiqué de recourir à un traitement abortif. On éviterait ainsi les complications mastoïdiennes d'origine furonculeuse simulant la mastoïdite. Mais ce traitement ne réussit pas toujours.

On a essayé de faire avorter le furoncle par le massage, des cautérisations au nitrate d'argent pur (Wilde), le sulfate de zinc (2-4 pour 30) (Tröeltsch), l'onguent gris (Schalle). On a employé aussi des sangsues au-devant du tragus (4 à 6 chez l'adulte, 1 à 3 chez les enfants), l'eau froide et les instillations fréquentes d'alcool absolu. On a obtenu des résultats très satisfaisants avec divers antiseptiques, astringents ou caustiques légers : menthol, phénosalyl, ichthyol, protargol, etc., qui empêchent très fréquemment les récidives.

Le plus souvent le furoncle résiste à ces traitements et continue son évolution. Contre les douleurs qu'il provoque, on peut employer localement la glycérine morphinée ou la morphine sous forme de pommade, ou enfin en injections sous-cutanées. Une décoction de pavot ou de l'eau tiède simple suffisent souvent à calmer la douleur; il en sera de même des cataplasmes appliqués sur l'oreille.

Mais le remède par excellence est l'incision profonde. Après avoir insensibilisé le conduit avec un tampon d'ouate imbibé de la solution de cocaïne à 1/20, on introduit le spéculum et on engage dans sa lumière un bistouri à pointe fine et à lame mince, le tranchant dirigé vers le centre du conduit; on embroche la tumeur à sa base et on la sectionne de la base au sommet. Le conduit est ensuite asséché avec de petits tampons de ouate aseptique.

Si le furoncle trop profond n'est pas accessible, l'asepsie du conduit doit être rigoureusement faite à l'aide de grands lavages d'eau bouillie chaude et d'instillations de glycérine phéniquée.

Le furoncle s'accompagne de lymphangite rétro-auriculaire envahissant la région mastoïdienne. On a à traiter alors et le furoncle et la lymphangite, mais celle-ci cède généralement dès que le furoncle est incisé. Les compresses humides, chaudes, placées sur la région rétro-auriculaire calmeront les douleurs et empêcheront la lymphangite de s'étendre plus loin.

L'abcès rétro-auriculaire se vide souvent dans le conduit par l'ouverture du furoncle. On peut faciliter la sortie de ce liquide purulent à l'aide de pressions qui, exercées sur la partie inférieure de l'abcès, obligent le pus à fuser par l'orifice du furoncle. Une mèche de gaze introduite par cet orifice fera drainage.

Si cet abcès ne peut se vider par ce moyen ou s'il se vide d'une façon très incomplète, il faut recourir à l'incision. Celle-ci doit être largement faite ; le pus évacué, on laisse un drain à demeure durant quelques jours, puis toute rougeur, toute tuméfaction étant disparues, on enlève le drain et on laisse cicatriser la plaie.

CONCLUSIONS

I. Les furoncles du conduit auditif peuvent donner lieu à des symptômes et s'accompagner de signes analogues à ceux observés dans le cours de l'inflammation des cellules mastoïdiennes.

II. Les rapports du conduit auditif avec l'apophyse mastoïde montrent que ces furoncles simulant la mastoïdite doivent agir le plus souvent au niveau de la paroi postérieure du conduit.

III. Si la furonculose atteint généralement le segment cartilagineux du conduit auditif, elle peut s'observer aussi pour le segment osseux (Buchanan, Tröltsch). Or, suivant que le furoncle siégera sur l'un ou sur l'autre de ces segments, il pourra simuler telle ou telle forme de mastoïdite.

a) Le furoncle occupant la paroi postérieure du segment osseux peut être confondu avec l'abcès antérieur de l'apophyse mastoïde qui s'ouvre dans le conduit.

b) Le furoncle occupant la paroi postérieure du segment cartilagineux peut s'accompagner d'un gonflement œdémateux rétro-auriculaire semblable à celui observé au cours de la mastoïdite, ou donner naissance à un abcès rétro-auriculaire qui, s'il siège à la pointe de l'apophyse, simule la mastoïdite de Bézold, ou, s'il siège en un autre endroit de la région mastoïdienne, simule l'abcès mastoïdien ayant amené la perforation de la coque osseuse et s'étant épanché sous les téguments.

IV. Le diagnostic est parfois difficile. En présence de symptômes et de lésions au niveau de la région mastoïdienne rappelant la mastoïdite, il faut toujours s'assurer qu'il n'y a pas de furoncle dans le conduit.

V. La furonculose du conduit pourrait donner naissance à la mastoïdite.

VI. Le traitement consiste uniquement dans l'asepsie du conduit auditif et l'incision du furoncle. Si l'abcès rétro-auriculaire ne peut pas se vider par l'ouverture du furoncle, il faut l'inciser et au besoin faire un drainage. L'intervention du côté de l'apophyse mastoïde doit être évitée; elle pourrait avoir des suites regrettables en mettant les cellules mastoïdiennes saines en contact avec un milieu infecté.

INDEX BIBLIOGRAPHIQUE

Astier et Aschkinasie, Chirurgie de l'oreille, 1900.

Broca et Lubert Barbon, les Suppurations de l'apophyse mastoïde et leur traitement, 1895.

Broca, Archives intern. de laryngologie, 1894.

Bar, Annales des maladies de l'oreille, du larynx, du nez, du pharynx, 1899.

Caldwell, Durchleuchtung der Cellulæ mastoidæ als ein Mittel eine Mastoiditis interna zu diagnosticiren (Cité par Schwartze, in Archiv für Ohrenheilkunde, Bd. XXVIII).

Courtade, Anatomie, physiologie, séméiologie de l'oreille, 1891.

Duplay, Traité de chirurgie.

Gervais, thèse de Paris, 1879.

Hamon du Fougeray, Des divers modes d'ouverture spontanée à l'extérieur des abcès mastoïdiens (Annales des maladies de l'oreille, du nez et du larynx, 1899).

Hermet, Leçons sur les maladies de l'oreille, 1892.

Hartmann, Maladies de l'oreille, trad. Potiquet, 1890.

Favraud, thèse de Paris, 1895.

Kirchner, Deutsche med. Wochenschrift, 1888, n° 67.

Lœwenberg, Monatschrift für Ohrenheilkunde, 1887 (Progrès médical, 1881).

Leutert, Über periauriculaire Abcesse (Archiv für Ohrenheilkunde, n° 40 à 43).

Lermoyez et Helme, Annales des maladies de l'oreille, janv, 1895.

Lannois, Lyon médical, 1898; Mémoires de la Société française d'otologie et de laryngologie, et Revue de laryngologie, 1898).

Menière, Congrès d'Amsterdam, 1879.

Mignon, des Principales Complications septiques des otites moyennes suppurées, 1898.

Politzer, Traité des maladies de l'oreille, 1884.

Pauchet, thèse de Paris, 1896.

Schwartze, l'Oreille, maladies chirurgicales (trad. Rattel, 1897).

Tröltsch, Lehrbuch der Ohrenheilkunde (cinquième édition, 1873).

Tillaux, Traité de chirurgie clinique, 1895.

Urbantschitsch, Traité des maladies de l'oreille, 1881.

Vienne, Thèse de Lille, 1899.

Weissmann, Annales des maladies de l'oreille, 1899.

TABLE

Lyon. — Imp. Pitrat Aîné, A. Rey Succr — 25184

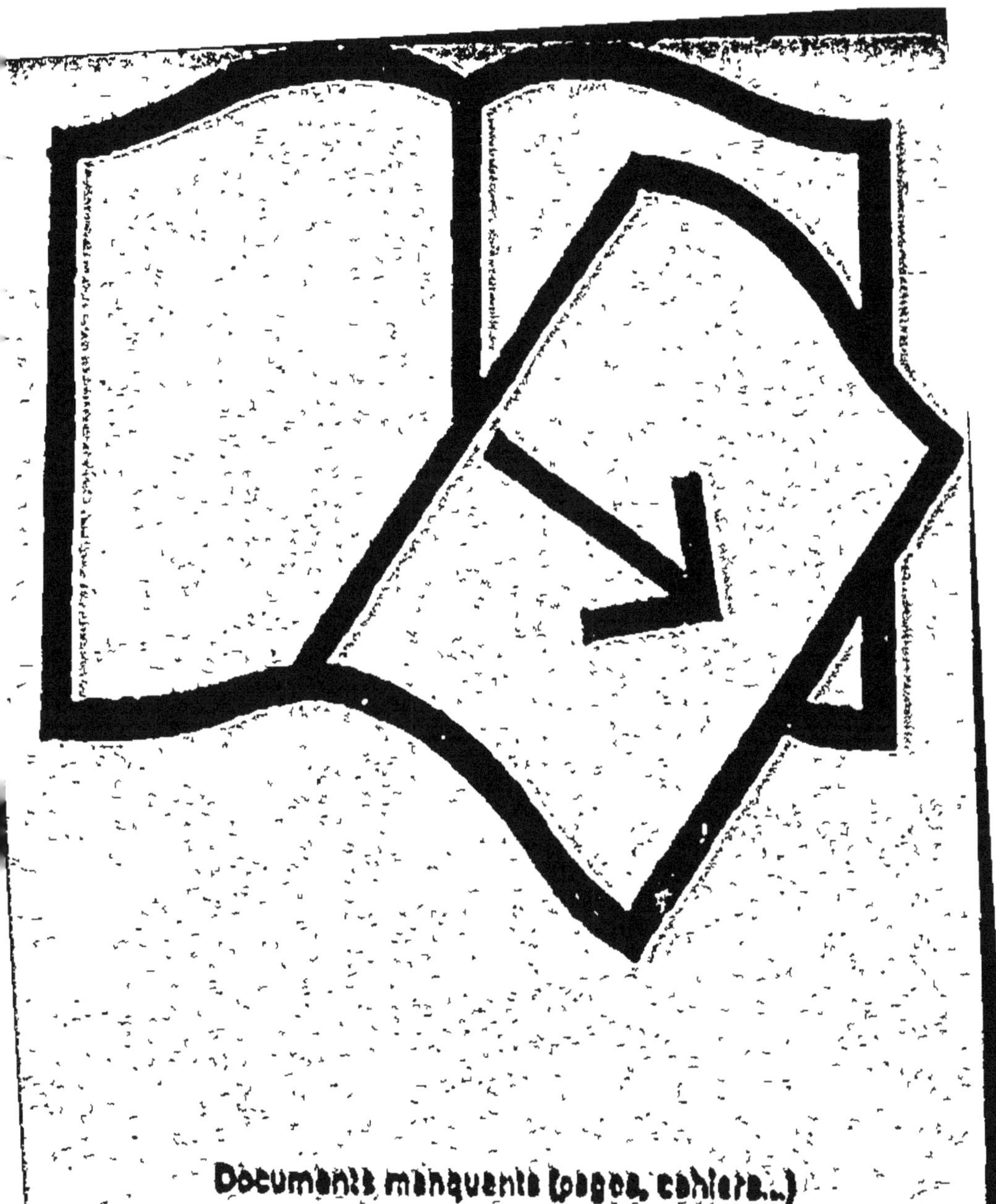

Documents manquants (pages, cahiers...)

NF Z 43-120-13

www.ingramcontent.com/pod-product-compliance
Ingram Content Group UK Ltd.
Pitfield, Milton Keynes, MK11 3LW, UK
UKHW020210200726
13856UKWH00004B/1296

9 782013 580809